BEI GRIN MACHT SICH IHR WISSEN BEZAHLT

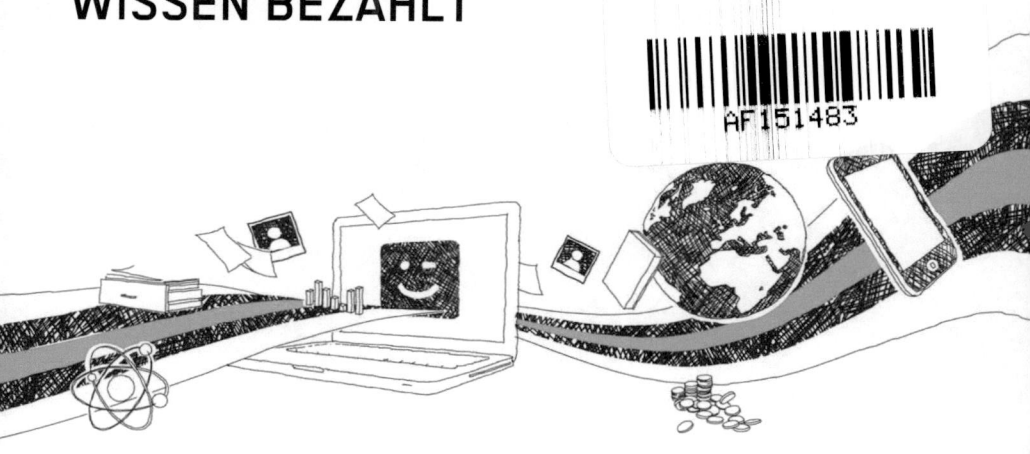

- Wir veröffentlichen Ihre Hausarbeit,
  Bachelor- und Masterarbeit

- Ihr eigenes eBook und Buch -
  weltweit in allen wichtigen Shops

- Verdienen Sie an jedem Verkauf

Jetzt bei www.GRIN.com hochladen und kostenlos publizieren

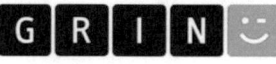

Tim Thomé

Gruppentraining Wirbelsäulengymnastik. Phasenverlauf, Externe Bedingungen und Planung einer Kurseinheit

GRIN Verlag

Bibliografische Information der Deutschen Nationalbibliothek:

Die Deutsche Bibliothek verzeichnet diese Publikation in der Deutschen National-
bibliografie; detaillierte bibliografische Daten sind im Internet über http://dnb.d-
nb.de/ abrufbar.

Impressum:

Copyright © 2015 GRIN Verlag, Open Publishing GmbH
Druck und Bindung: Books on Demand GmbH, Norderstedt Germany
ISBN: 978-3-668-00005-6

Dieses Buch bei GRIN:

http://www.grin.com/de/e-book/302314/gruppentraining-wirbelsaeulengymnastik-
phasenverlauf-externe-bedingungen

GRIN - Your knowledge has value

Der GRIN Verlag publiziert seit 1998 wissenschaftliche Arbeiten von Studenten, Hochschullehrern und anderen Akademikern als eBook und gedrucktes Buch. Die Verlagswebsite www.grin.com ist die ideale Plattform zur Veröffentlichung von Hausarbeiten, Abschlussarbeiten, wissenschaftlichen Aufsätzen, Dissertationen und Fachbüchern.

Besuchen Sie uns im Internet:

http://www.grin.com/

http://www.facebook.com/grincom

http://www.twitter.com/grin_com

Deutsche Hochschule für

Prävention und Gesundheitsmanagement

Hermann Neuberger Sportschule 3

66123 Saarbrücken

Einsendeaufgabe

Fachmodul: Gruppentraining I

Studiengang: Fitnessökonomie

Name, Vorname: Thomé, Tim

Studienort: **Saarbrücken**

Semester: **Wintersemester 2014**

Inhaltsverzeichnis

1 Optimaler Phasenverlauf einer Kurseinheit

Eine Kurseinheit besteht aus jeweils 3 Phasen:

Einleitung	→	**Hauptteil**	→	**Schlussteil**
Begrüßung Allgemeines Warm Up Spezielles Warm Up		Ausdauerorientiert oder Kraftorientiert oder Gesundheitsorientiert		Cool Down 1 und/oder Cool Down 2 Abschluss

Abb. 1: Aufbau einer Kurseinheit (eigene Darstellung)

Gruppentraining ist unter anderem so sehr beliebt durch den interaktiven, gesellschaftlichen Teil den es zu bieten vermag. So macht es Sinn, dass die Kommunikation dabei ganz oben stehen sollte. Insofern sollte die Einleitung erstmals mit einer Begrüßung der Teilnehmer beginnen, gefolgt von einer kurzen persönlichen Vorstellung des Trainers und einer Einweisung der möglichen Neukunden. Dabei sollte kurz auf die Inhalte der Stunde eingegangen werden mit Technik- und Sicherheitshinweisen.

Alles in allem sollte die Begrüßung aber rasch von statten gehen, damit der eigentliche Kurs nicht verzögert wird.

Somit würden die Teilnehmer dann den Kurs mit dem allgemeinen Warm Up starten.

Dieses dient erstmal dazu den Teilnehmer aus dem Alltag zu holen und in die Kursstunde zu versetzen (mentale Einstimmung). Des Weiteren wird das Herz-Kreislauf-System auf die nachfolgende Belastung vorbereitet, es kommt zu einer Verbesserung der Durchblutung des Muskels, die Körpertemperatur steigt und es kommt zu einer vermehrten Ausschüttung von Gelenkflüssigkeit.

Die Belastung sollte langsam, progressiv ansteigen von kleinen/einfachen zu großen/komplexen Bewegungen.

Als weiteres folgt das spezielle Warm Up. Im Unterschied zum allgemeinen Warm Up liegt hier das Augenmerk auf die im Hauptteil hauptsächlich beanspruchte Muskulatur, Gewöhnung der Schritte oder Geräte des Hauptteils. So wird, zum Beispiel im Langhantelkurs, schon mit der Langhantel Übungen durchgeführt aber ohne zusätzliche Gewichte, die im Hauptteil dazu genommen werden d. h. die Intensität sollte im Gegensatz zum Hauptteil noch sehr gering sein.

Beim Hauptteil ist wichtig die Unterscheidung zwischen ausdauerorientierten, kraftorientierten und gesundheitsorientierten Kursen zu machen. Denn dementsprechend verändert sich auch die Zielsetzung des Kurses. Ausdauerorientierte Kurse zielen auf die Verbesserung der Ausdauerleistungsfähigkeit hin. Kraftorientierte Kurse hingegen zielen darauf hin Kraft in ihren verschiedenen Erscheinungsformen zu verbessern. Das Ziel der gesundheitsorientierten Kurse ist dagegen breitgefächerter. Dies reicht von der Prävention von körperlichen Beschwerden bis hin zu Entspannung von Alltagssituationen.

Beim Cool Down 1 wird umgekehrt wie beim speziellen Warm Up, ein Übergang vom Hauptteil zum Ende der Stunde hergeleitet. Die verwendeten Trainingsgeräte werden langsam bei Seite gelegt. Die Belastung wird bewusst reduziert, sodass der Puls sich wieder senken kann. Dies findet durch kleinere Bewegungen ohne Geräte und ohne Gewichte statt.

Im Cool Down 2 wird die im Hauptteil beanspruchte Muskulatur noch mit Dehnübungen ausgelockert. Je nachdem um welchen Gruppenkurs es sich handelt, kann der Cool Down 2 auch für eine Phantasiereise/Körperreise zur Entspannung genutzt werden, wie zum Beispiel beim Pilates, wo die Muskulatur schon beim Beweglichkeitstraining gedehnt wird, kann das Cool Down 2 für Entspannung genutzt werden. Bei dieser kommt es oftmals vor, dass die Teilnehmer einschlafen. In diesem Fall ist jedoch zu beachten dass genügend Zeit eingeplant werden sollte, damit die Teilnehmer Zeit haben sich wieder zu besinnen.

Am Ende folgt die Verabschiedung der Teilnehmer. Diese sollte erst gemacht werden, wenn die Kunden alle wieder stehen, damit sich höflich und gelassen verabschiedet werden kann. Unbedingt sollte Hektik vermieden werden, besonders wenn zum Abschluss noch eine Entspannungsphase folgte. Erst dann ist die Stunde beendet.

Bei einer 60 minütigen Kurseinheit, sollte die Einleitung sowie der Schlussteil 15 Minuten und somit der Hauptteil ungefähr 30 Minuten dauern.

2 Besuch einer Kurseinheit

Als Aufgabe soll an einem von Musik untermaltem Kursangebot teilgenommen werden. Da das eigene Fitnessstudio selbst keine Kursangebote im Programm hat, wurde ein Gesundheitszentrum mit einer Vielzahl von Angeboten ausgewählt. Genauer wurde an dem ausdauerorientiertem Kurs BODYCOMBAT® von Les mills™ teilgenommen. Bei diesem Programm wurde die Abfolge der Übungen, die Wiederholungszahlen sowie das Tempo vorgegeben, sodass dem Gruppentrainer keine individuellen Gestaltungen möglich waren.

In erster Linie wird auf den Phasenverlauf des Kurses eingegangen. Anschließend erfolgt eine Analyse der sportmotorischen Fähigkeiten, die im Kurs angewandt wurden. Abschließend findet noch eine Beschreibung des Kursleiterverhaltens statt.

2.1 Phasenverlauf des besuchten Kurses

Tab. 1: Vergleich des Kursverlaufs und eines optimalen Verlaufs (eigene Darstellung)

Phasenverlauf		
Optimaler Verlauf	**Einleitung**	**Verlauf des Kurses**
o Begrüßung der Teilnehmer o Persönliche Vorstellung o Zielsetzung der Stunde o Allgemeine Technik-, Trainings- und Sicherheitshinweise o Motivierende Worte	Begrüßung	→ Begrüßung der Teilnehmer → Persönliche Vorstellung → Zielsetzung der Stunde → Motivierende Worte
o Vorbereitung Herz-Kreislauf-System o Mentale Einstimmung o Mobilisation der Gelenke o Erhöhung der Körpertemperatur	Allgemeines Warm Up	→ Vorbereitung Herz-Kreislauf-System → Mentale Einstimmung → Mobilisation der Gelenke → Erhöhung der Körpertemperatur
o Vorbereitung der Bewegungsabläufe o Vorbereitung der im Hauptteil beanspruchten Muskulatur	Spezielles Warm Up	→ Vorbereitung der Bewegungsabläufe → Vorbereitung der im Hauptteil beanspruchten Muskulatur
Optimaler Verlauf	**Hauptteil**	**Verlauf des Kurses**

Optimaler Verlauf	Schlussteil	Verlauf des Kurses
o Lineare Progression o Additionsmethode o Verknüpfungsmethode	Ausdauerorientiert	→ Additionsmethode
Optimaler Verlauf	**Schlussteil**	**Verlauf des Kurses**
o Intensitätssenkung o Einleitung der Regeneration o Senkung des Pulses o Bewegungen im Stand o Bewegungen am Boden	Cool Down 1	→ Intensitätssenkung → Senkung des Pulses → Bewegungen im Stand
o Erhaltung der Beweglichkeit o Steigerung des Wohlbefindens o Ruhiger Ausklang der Stunde o Lockerungsübungen o Dehnungsübungen	Cool Down 2	→ Lockerungsübungen → Dehnungsübungen → Ruhiger Ausklang der Stunde
o Zusammenfassung der Stunde o Feedback an Teilnehmer o Verabschiedung der Teilnehmer	Verabschiedung	→ Feedback an Teilnehmer → Verabschiedung der Teilnehmer

Im Großen und Ganzen verlief die Stunde sehr gut. Der Trainer begrüßte erstmal die ganze Gruppe und stellte sich anschließend mit Namen vor. Genauere Informationen zu seiner Person haben dabei leider gefehlt. Auf die Zielsetzung der Stunde ging er auch nur mit der Bezeichnung der zu trainierenden Muskeln ein. Weitere Erklärungen dazu waren aber trotzdem nicht notwendig, da diese auch für jeden in der Gruppenkursbezeichnung zu finden waren. Leider haben allgemeine Technik-, Trainings- und Sicherheitshinweise in der Begrüßung, besonders für Neuanfänger gefehlt, doch wurden auf diese, während den Übungen selbst, eingegangen.

Dann ging es auch schon los. Das allgemeine Warm Up, sowie das spezielle Warm Up wurden in einer Einheit durchgeführt. Dabei wurden sofort die Hauptschritte der Stunde eingeübt, das Herz-Kreislauf-System vorbereitet sowie die Körpertemperatur erhöht. Dies verlief aber alles in einem ruhigeren Tempo als in der Hauptphase. Außerdem war die Musik aktuell und motivierend, wobei der Trainer selbst auch eine extreme Motivation ausgestrahlt hat.

Nach ungefähr 7 Minuten war das Warm Up beendet und der Trainer machte deutlich, dass nun der Hauptteil kommen würde. Es wurde die Additionsmethode als Aufbaumethode verwendet. Hier wurde zuerst eine Bewegung A geübt. Dann kam eine neue Bewegung dazu. Diese Bewegung B wurde dann separat geübt. Danach wurden Bewegung

A und B zusammenaddiert. So kamen dann noch eine Bewegung C und eventuell eine Bewegung D dazu, aber immer erst Schritt für Schritt. Nach dieser Methode verliefen dann die 35 Minuten des Hauptteils.

Der abschließende Schlussteil belief sich auch nochmal auf ungefähr 15 Minuten, wobei mit simplen Gehbewegungen der Puls langsam runtergebracht und sich dabei auf die Atmung konzentriert werden sollte. Nach ungefähr 2-3 Minuten ging der Trainer über von Lockerungs- bis zu Dehnungsübungen. Zu bemängeln wäre dabei, dass diese alle im Stand ausgeführt wurden und nicht abschließend noch am Boden. Nichtsdestotrotz sank der Puls wieder auf den ursprünglichen Wert.

Die letzte Komponente des Schlussteils war dann noch die Verabschiedung. Mit einigen Worten zu der erbrachten Leistung der Teilnehmer, sprach der Trainer dann noch seinen Dank aus und verabschiedete sich.

Abschließend ist zu dem Phasenverlauf zu sagen, dass die Phasenübergänge sehr reibungslos und sauber verlaufen sind. Die angegebene Zeit von 55 Minuten wurde eingehalten.

2.2 Sportmotorische Fähigkeiten im besuchten Kurs

In dem Hauptteil des besuchten Kurses kamen vor allem die sportmotorischen Fähigkeiten Ausdauer und Koordination zur Geltung.

Diese sind wie folgt definiert:

„Ausdauer ist die Fähigkeit, physisch und psychisch lange einer Belastung zu widerstehen, deren Intensität und Dauer letztendlich zu einer unüberwindbaren (manifesten) Ermüdung (=Leistungseinbuße) führt, und/oder sich nach physischen und psychischen Belastungen rasch zu regenerieren" (Zintl, 1997, S. 28).

„Aus neuromuskulärer Sicht bezeichnet Koordination das Zusammenwirken von Zentralnervensystemen und Skelettmuskulatur innerhalb eines gezielten Bewegungsablaufes" (Hollmann & Hettinger, 1990, S. 143).

Im BODYCOMBAT® wurden kampfartige, Rhythmusbewegungen angewandt, die zur Erhöhung der Koordination führen sollen. Die Übungen wurden alle ohne Pause durchgeführt, was zur einer Verbesserung der Ausdauer führt.

2.3 Betrachtung des Kursleiterverhaltens

Tab. 2: Vergleich eines optimalen und des Trainerverhaltens (eigene Darstellung)

Phasenverlauf		
Optimales Verhaltens	**Rolle**	**Trainerverhalten**
o Anleiten der Übung o Erklären der Übung o Korrigieren o Fachwissen	Lehrer	→ Anleiten der Übung → Erklären der Übung → Fachwissen
o Freundlichkeit o Begrüßung o Äußere Bedingungen o Pünktlichkeit o Ansprechpartner	Dienstleister	→ Freundlichkeit → Begrüßung → Äußere Bedingungen → Pünktlichkeit
o Angemessene Kleidung o Positive Körpersprache o Sportliches Aussehen	Vorbild	→ Angemessene Kleidung → Positive Körpersprache → Sportliches Aussehen
o Freundliches Auftreten o Vermittlung von Spaß o Motivierend	Animateur	→ Freundliches Auftreten → Vermittlung von Spaß → Motivierend
o Austausch von Informationen o Teamplayer o Gegenseitige Hilfe	Teammitglied	→ Da dies der erste Besuch in diesem Gesundheitszentrum war, konnten über diese Rolle keine Beobachtungen durchgeführt werden.

Wie man in der Tabelle 2 feststellen kann, wurde die Lehrfunktion soweit fast optimal erfüllt weil der Trainer das Anleiten sowie das Erklären der Übungen, besonders durch das bestehende Fachwissen, sehr gut gemeistert hat. Zu bemängeln wäre lediglich das Fehlen der Korrektur der Übungen.

Auch die Dienstleisterfunktion hat der Trainer optimal erfüllt. Er war 5 Minuten vor der Stunde da und ließ die Teilnehmer schon alle eintreten. Der Raum war sauber und es schien erst gelüftet geworden zu sein.

Die Rollen des Vorbilds und des Animateurs waren die Funktionen, die der Trainer am besten verinnerlicht hatte. Während der ganzen Stunde motivierte der Trainer durchgehend durch seine positive Körpersprache, seine überzeugende Ausstrahlung, das regelmäßige Loben der Teilnehmer und nicht zuletzt durch die Fähigkeit den Teilnehmern, den Spaß den er selbst beim Kurs hatte, zu teilen. Sportliches Aussehen war auch vorhanden, wie sich durch sportliche Kleidung und eine gute Haltung sehr leicht zu erkennen gab.

Abschließend kann gesagt werden, dass der Trainer das Programm schon etwas länger durchzuführen scheint, da er die Choreographie sehr gut beherrschte und dadurch sich umso mehr auf die Animation konzentrieren konnte. Er hatte sich gut auf die Stunde vorbereitet und leitete diese störungsfrei ohne Unterbrechung.

3 Externe Bedingungen einer Kurseinheit

Vor der inhaltlichen Planung einer Kursstunde, sollten zuerst die Rahmenbedingungen, die Zielgruppe und die Zielsetzung erfasst werden.

Unter Rahmenbedingungen versteht man die zu nutzenden Räumlichkeiten, das Klima/Tageszeit währenddessen die Kursstunde abläuft und die Ausstattung an Geräten, die man für die Stunde benötigt. So ist es sinnvoll keine Aerobic Gruppenangebote anzubieten wenn der Kursraum nicht genug Platz zulässt oder z.B. viele Säulen den Blick an den Spiegel versperren. Des Weiteren sollte der Raum auch nicht mit 20 Steps vollstehen wenn nur 10 Teilnehmer am Kurs teilnehmen.

Die Zielgruppe definiert sich durch die Gruppengröße, die mit den Räumlichkeiten und der Anzahl an Geräten übereinander stimmen sollte, das Alter der Teilnehmer, das Geschlecht der Teilnehmer und dem Leistungslevel der Zielgruppe. So sollte die Zielgruppe für einen high Impact Aerobic Kurs keine Menschen mit akuten Rückenproblemen oder Extremstellungen der Wirbelsäule sein. Auch sollten in Wirbelsäulenkursen für Kursteilnehmer ab 60 die Gruppengrößen nicht zu hoch angelegt sein, da in solchen Kursen in der Regel viel korrigiert werden muss.

Die Zielsetzung gibt an was der Gruppentrainer mit der Teilnehmergruppe erreichen möchte. Dabei sollte das zu erwartende Leistungsniveau der Teilnehmer für ein Gruppenangebot klar sein, damit sich nicht Anfänger in Fortgeschrittene Kurse überfordern oder umgekehrt Fortgeschrittene in Anfänger Kursen unterfordern.

4 Planung einer Wirbelsäulengymnastik

4.1 Zielgruppe

- 12 Teilnehmer
- männlich & weiblich
- Alter: 20 – 60 Jahre
- Fortgeschrittener ohne Vorkenntnissen

4.2 Ziele der Wirbelsäulengymnastik

Hauptziel des Kurses ist die Stärkung der rumpfstabilisierende Muskulatur (Bauch, Brust und Rücken) wobei Schwerpunkt dieser Einheit bei der Kräftigung der unteren Rückenmuskulatur liegt.

4.3 Material

- 12 Matten
- Handtücher

4.4 Stundenplanung

Tab. 3: Einleitung der Wirbelsäulengymnastik, Teil 1 (eigene Darstellung)

Einleitung - Begrüßung (2 Minuten)		
Einleitung - Allgemeines Warm Up (4 Minuten)		
Beinbewegung	Arm-/Oberkörperbewegung	Bemerkungen/Hinweise
		Methode: Lineare Progression (LP)
March hüftbreit rechts/links	Keine	LP: Schritt wird eingeführt
March hüftbreit rechts/links	Shoulder circle back	LP: Schritt bleibt, Armbewegungen werden eingeführt
Breiter March rechts/links	Shoulder circle back	LP: Armbewegungen bleiben, Schritt ändert sich
Breiter March rechts/links	Schultern hoch und tief ziehen	LP: Schritt bleibt, Armbewegungen werden eingeführt
Step Touch rechts/links	Schultern hoch und tief ziehen	LP: Armbewegungen bleiben, Schritt ändert sich
Step Touch rechts/links	Pump low (Arme tief und zum Brustbein ziehen)	LP: Schritt bleibt, Armbewegungen werden eingeführt
Leg Curl rechts/links	Pump low (Arme tief und zum Brustbein ziehen)	LP: Armbewegungen bleiben, Schritt ändert sich

Tab. 4: Einleitung der Wirbelsäulengymnastik, Teil 2 (eigene Darstellung)

Ziel der Übung	Übungsbezeichnung/Name der Übung	Einleitung - Spezielles Warm Up (4 Minuten) Übungsbeschreibung	Belastungsgefüge	Bemerkungen/Hinweise
Mobilisation Halswirbelsäule	Dehnung der Nackenmuskulatur (dynamisch) im Stand	Ausgangsposition Stand, Kopf zur Seite geneigt, die zur Kopfneigung gegenüberliegende Schulter aktiv hoch und tief ziehen, dann Seitwechsel	je 10 Sekunden pro Seite	Blick nach vorne richten
Mobilisation Brustmuskulatur	Dehnung der Brustmuskulatur (dynamisch)	Ausgangsposition Stand, Hände hinter Körper verschränkt, gestreckte Arme aktiv nach oben und unten bewegen, Oberkörper bleibt dabei unverändert	je 10 Sekunden	Handflächen zeigen nach innen
Mobilisation Rumpfmuskulatur	Dehnung der seitlichen Rumpfmuskulatur (dynamisch) im Seitgrätschstand	Ausgangsposition leichter Seitgrätschstand, gestreckte Arme maximal über den Kopf abspreizen, bei gerader Beckenachse leicht zur Seite neigen, zusätzlich an dem zur Beugerichtung gegenüberliegenden Arm aktiv ziehen, Oberkörper Richtung Mittellinie bewegen und wiederholen	je 10 Sekunden pro Seite	Der Brustkorb bleibt aufgerichtet
Mobilisation Rückenmuskulatur	Dehnung der Rückenstrecker (dynamisch)	Ausgangsposition Vierfüßlerstand. Die Bauchmuskulatur wird aktiv angespannt und die Wirbelsäule im Rahmen ihres physiologischen Bewegungsspielraums nach oben gewölbt. Die Dehnposition wird verlassen, indem die Bauchmuskulatur gelockert und die Wirbelsäule in die neutrale Position zurückkehrt.	je 10 Sek.	Ellbogen leicht gebeugt

11

Tab. 5: Hauptteil der Wirbelsäulengymnastik (eigene Darstellung)

		Hauptteil (25 Minuten)		
Ziel der Übung	Übungsbezeichnung/Name der Übung	Übungsbeschreibung	Belastungsgefüge	Bemerkungen/Hinweise
Kräftigung der geraden Bauchmuskulatur	Crunches gerade	Ausgangsposition Rückenlage, Beine anwinkeln und die Füße aufstellen, Fersen drücken aktiv in den Boden, Hände vor dem Brustkorb verschränken, Schultergürtel bis zur Lendenwirbelsäule vom Boden aufrollen und wieder in die Ausgangsposition zurück rollen	dynamisch 3 x 20-30 Wdh	Kinn eine Faustbreit von der Brust entfernt.
Kräftigung der rückseitigen Rumpfmuskulatur	Diagonales Arm- und Beinheben im Vierfüßlerstand	Ausgangsposition Vierfüßlerstand, Bein vom Boden abheben, mit gestrecktem Kniegelenk hinten in die Verlängerung des Rückens, diagonale Arm ebenfalls vom Boden abheben und in die Verlängerung des Rückens nach vorne ausgestreckt, Becken stabil	3 x statisch je 12-15 Sek. halten	Oberkörper stabilisieren, Nacken lang, Blick Richtung Boden
Kräftigung der schrägen Bauchmuskulatur	Crunches schräg	Ausgangsposition Rückenlage, Beine angewinkelt aufstellen, eine Hand seitlich am Kopf platzieren. Anderer Arm seitlich, eng am Körper platzieren, Kopf ist angehoben, Eine Seite des Schultergürtels bis zur Lendenwirbelsäule vom Boden abrollen, Schulter nähert sich dem Knie, wieder in die Ausgangsposition zurückrollen	dynamisch je 3 x 20-30 Wdh	Bauchmuskulatur Grundspannung halten
Kräftigung der rückseitigen Rumpfmuskulatur	Oberkörperheben aus der Bauchlage (dynamisch)	Ausgangsposition Bauchlage, Arme in U-Halte auf Kopfhöhe fixieren, Oberkörper mit fixierten Armen leicht vom Boden anheben und wieder absenken	dynamisch 3 x 15 Wdh	Grundspannung in Gesäß und Rückenmuskulatur stets halten.
Kräftigung der Rumpfmuskulatur	Statischer Unterarmstütz	Ausgangsposition Bauchlage, mit gestreckten Beinen das Becken und die Knie vom Boden abheben und diese Position halten	3 x statisch je 15-20 Sek. halten	Hüfte und Oberkörper stabilisieren
Kräftigung der seitlichen Rumpfmuskulatur	Seitstütz (dynamisch)	Ausgangsposition Seitstütz, Beine im Kniegelenk ca. 90° beugen, Unterschenkel auf dem Boden fixieren, Oberkörper auf Unterarm abstützen, Becken maximal vom Boden anheben und wieder bis knapp über den Boden absenken	dynamisch je 3 x 15 Wdh	Blick nach vorne richten
siehe Übung 2	siehe Übung 2	siehe Übung 2	siehe Übung 2	siehe Übung 2

Tab. 6: Schlussteil der Wirbelsäulengymnastik (eigene Darstellung)

		Schlussteil - Verabschiedung (2 Minuten)		
		Schlussteil - Cool Down 1		
		Im Cool Down 2 wird schon gedehnt		
		Schlussteil - Cool Down 2 (8 Minuten)		
Ziel der Übung	Übungsbezeichnung/Name der Übung	Übungsbeschreibung	Belastungsgefüge	Bemerkungen/Hinweise
Dehnung Brust	Dehnung der Brustmuskulatur (statisch)	Ausgangsposition Stand, Beine leicht beugen, Arme in U-Halte zur Seite führen und Arme in der Außenrotation nach hinten ziehen	statisch 2x 20-30 Sek. halten	Zu starkes Hohlkreuz vermeiden
Dehnung der Hüftbeuger	Dehnung der Hüftbeugemuskulatur (statisch) im Kniestand	Ausgangsposition Kniestand, ein Bein im Kniegelenk gebeugt vor den Körper aufstellen, hintere Bein liegt mit Knie und Unterschenkel auf dem Boden, Hände auf vorderem Bein abstützen, Körperschwerpunkt nach vorne unten verlagern	statisch 2x 20-30 Sek. halten	Oberkörper bleibt während der gesamten Bewegung aufrecht
Dehnung der Rückenstrecker	Dehnung der Rückenstrecker (statisch)	Ausgangsposition Vierfüßlerstand, Bauchmuskulatur aktiv angespannt, Wirbelsäule im Rahmen ihres physiologischen Bewegungsspielraums nach oben gewölbt, Bauchmuskulatur lockern und Wirbelsäule nimmt neutrale Position wieder ein	statisch 2x 20-30 Sek. halten	Ellbogen leicht gebeugt
Dehnung Bauch	Dehnung der seitlichen Rumpfmuskulatur (statisch) in Rückenlage	Ausgangsposition Rückenlage, Beine anwinkeln, Arme liegen abgespreizt am Boden, Beine nacheinander zur Seite auf den Boden ablegen	statisch je 2x 20-30 Sek. halten	Schultergürtel permanent auf dem Boden

13

5 Literaturverzeichnis

BMBF, Übungssammlung Dehnen.
https://ilias.dhfpg.de/ilias.php?baseClass=ilSAHSPresentationGUI&ref_id=2270347,
Zugriff: 23.04.2015.

BMBF, Übungssammlung funktionsgymnastische Kräftigung.
https://ilias.dhfpg.de/ilias.php?baseClass=ilSAHSPresentationGUI&ref_id=2270566,
Zugriff: 22.04.2015.

Hollmann, W. & Hettinger, T. (1990). *Sportmedizin – Arbeits- und Trainingsgrundlagen.* Stuttgart: Schattauer.

Zintl, F. (1997). *Ausdauertraining.* München: BLV-Sportwissen.

6 Abbildungs- und Tabellenverzeichnis

6.1 Abbildungsverzeichnis

6.2 Tabellenverzeichnis